AF496164

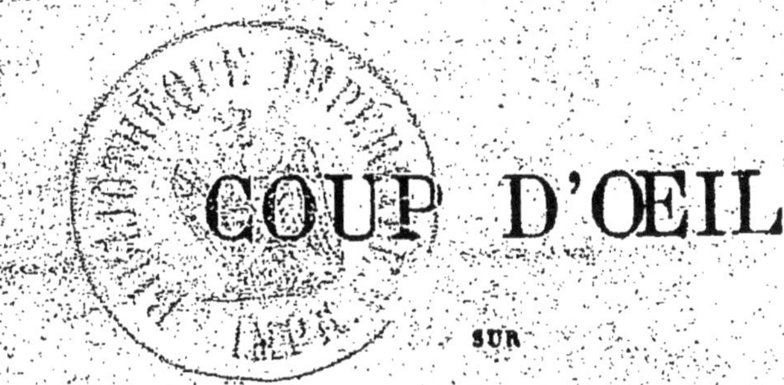

COUP D'ŒIL

SUR

L'ART DENTAIRE

PAR

JULES NOEL

Dentiste à Nancy

RUE DE LA PÉPINIÈRE, 15

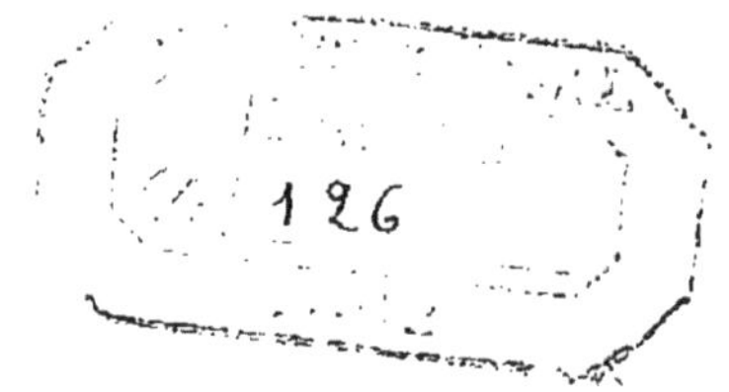

COUP D'ŒIL

SUR

L'ART DENTAIRE

Par Jules NOEL

DENTISTE A NANCY

RUE DE LA PÉPINIÈRE, 15

PHYSIOLOGIE DU SYSTÈME DENTAIRE.

La physiologie des dents est à la fois une question curieuse et une question utile. La nature des dents, leur nombre, leurs figures, leur croissance et leur chute; tels sont les points principaux qu'elle embrasse et dont nous allons brièvement traiter.

Nature des Dents.

Les dents sont de petits os, de différentes figures, et les plus durs de ceux qu'offre le corps humain. Elles sont enchassées dans des trous qu'on nomme alvéoles, et jointes par une espèce d'articulation immobile que les anatomistes appellent gomphose.

On distingue dans les dents deux portions : l'une est hors de l'alvéole, c'est la couronne; l'autre est cachée dans l'alvéole, c'est la racine. La dent présente à l'extérieur une substance serrée, blanche, polie, luisante, qu'on appelle émail. L'émail est composé de filaments perpendiculaires qui s'élèvent de la surface de la substance interne; ces filaments sont de petits vaisseaux où se dépose ce qu'on nomme la matière plâtreuse.

Dans les adultes, ce vernis acquiert une dureté des plus grandes; et cette dureté préserve les dents contre le frottement des aliments, l'impression de l'air et l'action de la salive.

Il n'y a de capable de détruire les dents que le frottement des unes contre les autres, celui de la lime et l'action des liqueurs corrosives.

L'intérieur de la dent est osseux; la racine est aussi composée de lames osseuses et revêtue d'un périoste très-sensible. Ce périoste vient de la membrane qui couvre les gencives et qui tapisse la bouche.

Il y a dans les racines de petits trous qui donnent entrée aux nerfs.

En effet, les dents ont, comme les autres parties du corps, des artères et des veines. Les deux troncs des artères carotides externes leur fournissent des rameaux artériels. Ces rameaux leur portent du sang, que les veines apportent dans les jugulaires. Ces vaisseaux sont toujours accompagnés de rameaux de nerfs de la cinquième paire, qui en envoie aussi aux joues, aux gencives et aux muscles du visage. Ainsi chaque racine a son rameau d'artères, de veines et de nerfs.

Nombre des Dents. — Leurs Figures.

Le nombre des dents est variable. Chez les adultes, il va d'ordinaire de vingt-huit à trente-deux ; il est rare d'en avoir davantage. Ainsi, chaque mâchoire a seize dents, qu'on divise en trois classes.

La première classe renferme les incisives ou coupantes ; ce sont huit dents placées au devant de la bouche. Les quatre de la mâchoire supérieure sont plus larges que celles de la mâchoire inférieure. Leurs tranchants se rencontrent et ne font qu'une même ligne.

Les racines des incisives sont longues et aplaties du côté des dents voisines ; mais elles sont étroites antérieurement et postérieurement, et elles s'allongent en pointe au fond de l'alvéole.

La seconde classe renferme les canines. Elles sont un peu pointues et arrondies, afin de mordre facilement dans les aliments durs. Elles sont au nombre de deux à chaque mâchoire, c'est-à-dire une de chaque côté ; elles séparent les molaires d'avec les incisives.

Enfin, les dents de la troisième classe sont les dix autres. On les appelle molaires, parce qu'elles font l'office de meule et servent à broyer les aliments.

Les molaires sont au nombre de cinq de chaque côté ; on les distingue en petites molaires et grandes molaires, parce que les deux premières de chaque rang qui suivent les canines sont plus petites que les trois suivantes.

La dernière de chaque extrémité des deux mâchoires s'appelle dent de sagesse, parce qu'on la voit rarement paraître avant l'âge de maturité.

La surface des molaires est dure, large et raboteuse; leur corps est fort épais, et a quatre parties un peu arrondies.

Les petites molaires ont la couronne moins grosse que les autres; elles n'ont d'ordinaire que deux pointes, quelquefois la deuxième en a trois.

La couronne des grosses molaires est taillée en trois, quatre ou cinq pointes; mais la dernière a souvent la couronne plus arrrondie et avec moins de pointes. Les racines des petites molaires paraisse simples; mais en les examinant, on trouve que ce sont deux racines réunies. Les grosses molaires ont plusieurs racines; la troisième en a trois, la quatrième quatre; quelquefois la troisième en a quatre, et la quatrième cinq. Souvent les molaires de la mâchoire supérieure ont plus de racines que celles de la mâchoire inférieure. La dernière grosse molaire n'a quelquefois qu'une seule racine. C'est entre les molaires supérieures et les inférieures, qui se pressent et glissent les unes sur les autres, que les aliments se broyent comme sous une meule de moulin. C'est là, en effet, que les mâchoires ont la plus grande force, d'après les principes du levier; autrement il leur eût été impossible d'écraser les matières dures.

———

Croissance des Dents. — Leur sortie hors de l'alvéole.

On observe dans l'intérieur de l'alvéole des fœtus et des enfants nouveaux-nés un amas de matière molle, glaireuse, blanchâtre, renfermée dans un sac membraneux, cannelé et percé du côté qui répond au fond de l'alvéole. C'est ce qu'on appelle le noyau, la coque, ou le germe de la dent.

Les petites artères sanguines déposent un suc qui s'augmente insensiblement. Ce suc, par le mouvement des artères, allonge les fibres du germe et lui sert de nourriture. Il s'assimile avec les fibres, et prend de la consistance et de la dûreté.

La croissance des dents se fait plus ou moins promptement, selon que les sucs nourriciers sont plus ou moins bons.

Quand les dents sont parvenues à sortir de leur alvéole, elles poussent et lèvent la portion de la gencive qui leur répond, y produisent des petites éminences et la déchirent enfin pour s'élever et paraître dehors. Si lés dents fussent venues toutes en même temps, les enfants auraient succombé à une si grande douleur; mais la nature y a pourvu, en faisant passer la dentition par différents âges. La première dentition s'observe depuis l'âge de quatre, cinq ou six mois; elle finit à la deuxième ou troisième année. Il pousse d'abord une première dent, à la mâchoire inférieure, au-devant de la bouche: Peu de temps après, il en vient une seconde, à côté de la première; ce sont les deux petites incisives de la mâchoire inférieure. Quelques mois après, paraissent les deux grandes incisives de la mâchoire supérieure presque dans le même temps; ensuite sortent, l'une après l'autre, et à quelques mois de distance, les deux grandes incisives de la mâchoire inférieure et les deux petites incisives de la mâchoire supérieure.

Les deux canines poussent ensuite, à l'une et à l'autre mâchoire. Après la sortie des incisives et des canines, paraissent successivement et à quelques mois de distance les petites molaires, quatre à la mâchoire supérieure, et quatre à la mâchoire inférieure; de sorte qu'à l'âge de deux ans, ou environ, les mâchoires des enfants se trouvent garnies de vingt dents.

La deuxième dentition a lieu vers la septième année; elle produit les quatre premières grosses molaires, une à chaque extrémité des deux mâchoires.

La troisième dentition se fait vers la dixième, douzième ou quatorzième année; elle produit quatre autres molaires. Enfin, vers la vingtième année, s'observe la quatrième dentition, où les quatre grosses molaires se manifestent, une à chaque extrémité des deux mâchoires; ce qui compose en tout trente deux dents.

Chute des Dents de lait.

Les dents se conservent ordinairement depuis leur sortie jusqu'à sept, huit ou dix ans ; on les appelle dents de lait. Elles sont au nombre de vingt, dix à chaque mâchoire, savoir : les deux petites incisives, les deux grandes incisives, les deux canines et les quatre petites molaires. Toutes ces dents, depuis l'âge de sept ans jusqu'à celui de quatorze ou quinze, tombent et se renouvellent presque sans douleur, à peu près dans le même ordre et dans le même temps qu'elles étaient venues pour la première fois.

Cependant j'ai vu souvent les deux canines des deux mâchoires tomber avant les deux autres. Il y a des dents, même des incisives et des canines, qui viennent à tout âge comme les dents de sagesse. J'en ai vu plusieurs fois, mais ce sont de troisièmes dents. Quant à la cause qui produit la chute des dents de lait, les opinions sont partagées. Les uns veulent que la racine de la dent soit ébranlée à la suite des secousses et des efforts de la mastication. D'autres pensent que chaque alvéole aurait deux germes, l'un pour la dent de lait, l'autre pour la dent future ; dans cette opinion, le second germe ayant pris nourriture, pousse la première dent produite par le premier germe ; celle-ci s'ébranle, sort et cède sa place à celle qu'à produite le second germe.

Chute et remplacement des Dents.

La chute des dents cause plus d'incommodités que d'accidents proprement dits. Elle nous empêche de bien broyer les aliments, nous expose à des indigestions, nous prive de l'agrément de la voix, de la fermeté de la prononciation ; elle jette la bouche et le visage dans une difformité désagréable. Aussi la science n'est pas restée stationnaire devant cette atteinte portée à l'organisme ; car la prothèse dentaire a trouvé les moyens d'y remédier merveilleusement. On fait aujourd'hui des dentiers dont l'apparence est telle qu'on pourrait donner à l'œil le plus subtil le défi de découvrir, dans une rangée de dents, celles qui n'appartiennent pas au sujet. Je veux parler des pièces en caoutchouc durci. On est parvenu à établir des dents minérales sur des bases en caoutchouc, lesquelles s'appliquent sur les gencives à l'état de pâte.

Dans cet état, les pièces prennent avec une exactitude rigoureuse l'empreinte des gencives, et s'adaptent très-bien aux dents ou aux racines qui sont conservées.

Ce caoutchouc ainsi configuré est ensuite durci à la vapeur, puis émaillé en couleur semblable à celle de la muqueuse. On le place dans la bouche avec la plus grande facilité ; il est d'une grande légèreté, solide et résistant ; il n'exerce pas de pression rigide sur les gencives, ne fatigue pas les dents qui le soutiennent ; en un mot, il ne détermine pas la moindre sensation douleureuse, ne cause pas la moindre gêne dans l'acte de la mastication.

Ces dentiers, étant faits de matières inaltérables, peuvent durer aussi longtemps qu'il ne survient aucun changement dans la bouche, par la chute d'une ou plusieurs dents. Les dentiers complets, par exemple, ont une durée indéfinie, sans être sujets à aucune réparation ; avantage que ceux qui portent des dents artificielles apprécieront à sa valeur.

PATHOLOGIE DU SYSTÈME DENTAIRE.

On attribue le mal de dents à l'inflammation du périoste et des parties nerveuses des dents ; il se fait sentir non-seulement à la dent, mais encore aux parties voisines, et même très-souvent à la tête. Cette maladie est de tous les âges ; on la combat chez les enfants d'une autre manière que chez les personnes plus âgées.

Maux de Dents des petits enfants.

Aucune maladie n'expose les petits enfants à tant d'accidents que la sortie des dents. A cet âge si délicat et si tendre, l'inflammation la plus cruelle, le déchirement des fibres nerveuses des gencives et de la membrane de l'alvéole, leur causent de si grandes douleurs, que leur vie même est souvent en danger.

Ils ne ressentent d'abord qu'une légère démangeaison des gencives à l'endroit où les dents doivent percer; ensuite on y aperçoit un gonflement, qui est bientôt suivi de l'inflammation. Les gencives sont tendues, les parties voisines se tuméfient, les amygdales et quelquefois les parotides s'engorgent.

Dans un si triste état, il n'est pas surprenant que les enfants portent leurs mains dans leur bouche, qu'il leur survienne des diarrhées, des vomissements, des fièvres, des insomnies et des convulsions; car les rameaux nerveux des joues et des gencives qui viennent du nerf des dents étant contractés dans la douleur, laissent couler dans les intestins beaucoup de liqueurs qui y causent des inflammations.

De même, la huitième paire de nerfs, qui communique dans la bouche avec la cinquième, et l'intercostal qui vient de cette dernière paire, contractent les extrémités artérielles des intestins et produisent les diarrhées. Mais si la contraction est forte au point de tout boucher, il surviendra des fièvres, des vomissements et des mouvements épileptiques Au reste, si les symptômes ne sont point de longue durée, ou s'ils laissent des intervalles considérables à un enfant d'ailleurs bien constitué, la sortie des dents se fait sans péril; mais, si les dents sont longtemps à sortir, ou s'il en perce trop à la fois, les symptômes deviennent fâcheux, les forces de l'enfant dépérissent: et, ne pouvant supporter tant de maux, il succombe à la douleur.

Les dents canines supérieures font souffrir davantage que les autres incisives, à cause de leur grosseur.

Les molaires présentant une surface plate, ne sauraient percer sans occasionner une grande douleur. Cette douleur est quelquefois si violente, qu'elle cause la mort; ce qui arrive souvent quand les molaires percent trop tard; car les gencives ayant acquis plus de dureté, font plus de résistance, et les dents les brisent plus difficilement Le but qu'on doit se proposer dans cette maladie est :

1° De prévenir les accidents qui ont coutume d'accompagner la sortie des dents;

2° De faciliter cette éruption.

Le premier résultat sera obtenu par un régime doux et humectant, que la nourrice devra observer; on lui fera prendre une nourriture capable de tempérer son lait.

Pour le second, on ramollit les gencives par quelques sirops ou quelques gargarismes rafraîchissants, dans lesquels on trempe un petit linge qu'on porte chaudement sur les gencives. Par exemple, on prend quelques racines de guimauve, un peu d'orge et de miel blanc, qu'on fait bouillir jusqu'à une certaine épaisseur et qu'on garde pour l'usage. Au lieu de linge, on peut mouiller une racine de réglisse, préparée comme il suit. On la fait bouillir un peu dans l'eau pour en ôter le goût; ensuite on la ramollit. Quand on veut s'en servir, il faut en tremper le bout dans la décoction ci-dessus un peu chaude; on la donne à mâcher à l'enfant plusieurs fois par jour. Si les gencives sont trop dures et trop épaisses, et qu'elles rendent les remèdes inutiles, il faut avoir recours à l'opération, mais dans le temps que la dent fait beaucoup d'effort pour se frayer passage, ce qu'on aperçoit à la blancheur et à l'élévation des gencives. On fait alors une incision cruciale directement au-dessus de la dent qui va percer et proportionnellement à son volume. Cette opération, que je fais assez souvent, n'a rien de dangereux ; elle soulage de suite et fait cesser tous les accidents.

Il faut ensuite laver la plaie avec du vin chaud, un peu de sucre et un peu de canelle, deux ou trois fois par jour. On met quelques jaunes d'œuf dans la bouillie de l'enfant.

Quelques nourrices se servent de leurs ongles pour faire cette opération ; mais cette pratique est dangereuse.

Maux de Dents des Adultes.

Le mal de dents n'est pas moins cruel chez les adultes que chez les petits enfants; il est quelquefois si vif, qu'il fait perdre la raison. Souvent la douleur ne se fait sentir qu'à la dent; souvent elle s'étend aux parties voisines.

Cette maladie n'est pas l'effet de la carie, ou de quelque autre vice des dents. Elle n'est causée que par l'inflammation du périoste, ou de la membrane nerveuse qui aboutit aux racines des dents.

Le caractère de l'odontalgie n'est pas équivoque. On a un sentiment violent et aigre, avec tension, rougeur et chaleur, qu'on sent principalement vers la racine ; quelquefois on souffre aux gencives de tout un côté de la mâchoire, quelquefois dans toute la tête. Ceci n'est pas difficile à comprendre quand on fait réflexion que la membrane qui couvre les gencives et tapisse la bouche, ainsi que les nerfs de la cinquième paire qui vont aux dents, envoie des rameaux aux joues, aux gencives et aux muscles du visage. Les parties affligées et le caractère de la douleur qu'on éprouve rendent le mal de dents plus ou moins dangereux.

Si l'odontalgie est produite par un air froid ou par quelque cause légère, on n'a rien à craindre. Mais si elle est accompagnée de fâcheux symptômes, comme de fièvre, de convulsions, les membranes du cerveau sont au risque d'être enflammées et jettent le malade dans un danger évident.

Dans l'odontalgie, on doit avoir en vue d'apaiser la douleur, de dégonfler les joues et les gencives, et de faire disparaître les autres fâcheux symptômes qui ont coutume d'accompagner cette maladie.

Les cataplasmes émollients et anodins, comme ceux de mie de pain et de lait, ou ceux d'herbes émollientes appliqués sur la joue, en diminueront la tension et la douleur; les gargarismes d'eau spiritueuse me paraissent plus propres à augmenter la douleur qu'à la diminuer. Il est mieux de se servir de figues grasses bouillies dans du lait ; on les tient sur les gencives. Le lait dans lequel elles ont bouilli sert à gargariser la bouche; cela détend et humecte les parties.

Les vésicatoires guérissent quelquefois la douleur des dents, parce que les liqueurs se portent toujours vers l'endroit où l'équilibre est rompu et vont par conséquent en moindre quantité aux environs de la dent. Si l'odontalgie est produite par une humeur hypochondriaque, scorbutique ou vérolique, il faut avoir recours aux remèdes capables de détruire ces maladies.

Carie des Dents.

La carie est une corrosion de la substance des dents. Je n'en admets qu'une espèce, quoique j'en reconnaisse deux causes. Celle qui commence par attaquer l'extérieur de la dent, n'est que l'effet de l'action des substances corrosives externes; au lieu qu'on ne saurait attribuer la carie des parties internes qu'aux sucs âcres qui devaient servir de nourriture à la dent. Ainsi la carie extérieure n'est point produite par une humeur âcre qui vient du dedans; car une carie naissante qu'on emporte avec la lime, ne revient plus, quoique les sucs externes soient toujours les mêmes. On doit raisonner ainsi de la carie, qui commence par attaquer la substance interne de la dent. Elle ne saurait venir d'une cause externe; puisque la carie ne se communiquant aux parties éloignées qu'en détruisant peu à peu les parties antérieures, l'extérieur de la dent serait détruit avant l'intérieur, ce qui est contraire à l'expérience.

Il faut donc que les sucs transmis par les vaisseaux dans la substance de la dent étant âcres et corrosifs, en détruisent les parties internes; et que d'un autre côté le reste des aliments acides, dans le séjour qu'ils font sur les dents, joints aux sels âcres, à la salive, fassent impression sur l'émail, l'altèrent et le rongent; ce qui arrive le plus souvent entre les dents, ou vers le collet, ou dans le milieu de la couronne, à cause de la facilité qu'ont les aliments à y rester. Aussi remarque-t-on que les enfants et ceux qui n'ont pas l'attention de nettoyer leurs dents, sont attaqués de cette maladie.

Au reste, il n'est pas difficile de reconnaître la carie extérieure. On aperçoit d'abord un petit point noir dont l'impression est superficielle, mais qui s'agrandit et pénètre peu à peu la substance de la dent. Mais la carie interne ne se reconnaît que par la sonde et par les sensations douloureuses qu'éprouve le malade.

La carie détruit toute la dent et encore celles qui sont voisines; et si l'on n'en arrête les progrès, elle produira des fluxions aux joues, des tumeurs, des abcès qui causeront des ravages déplorables par l'inflammation qui se communique tantôt entre les gencives et les alvéoles, tantôt entre les corps des muscles de la face et le périoste, tantôt entre le périoste et les os; enfin elle produit des abcès et des fistules aux mâchoires.

Pour remédier à tous ces inconvénients, il faut avoir recours à un bon dentiste. Celui-ci devra, dans ce cas, cautériser, orifier ou métalliser, comme il le jugera convenable. Une dent bien obturée doit durer toute la vie.

Maladie des Gencives.

Les gencives sont des parties charnues qui entourent et enveloppent les dents. Elles s'étendent à chaque mâchoire, et forment deux bandes en demi-cercle qui aboutissent au fond de la bouche. Elles couvrent les deux faces de tout le bord des alvéoles et se soudent à toutes les dents; elles environnent le collet de chacune d'elles, et s'y attachent très-étroitement. L'usage des gencives est non-seulement d'orner la bouche, mais encore d'affermir les dents dans l'alvéole, de garantir leurs racines des injures de l'air et de l'action des aliments. Les gencives ne sont qu'une même continuité dans les enfants, et couvrent entièrement les alvéoles ; elles ne sont divisées qu'à la sortie des dents. Leur structure est singulière, et leur tissu extrêmement serré et à ressort. Il est formé par la membrane muqueuse de la bouche et par le périoste des mâchoires; il n'est pas immédiatement attaché à l'os, mais il est uni intimement au périoste; il est couvert d'une membrane fine, forte et de surface égale.

Les gencives ont des vaisseaux sanguins en très-grand nombre; c'est ce qui constitue leur rougeur. Les rameaux qui leur portent du sang, viennent de l'artère carotide externe.

On voit par la structure des gencives combien une partie affectée peut en intéresser d'autres, et avec combien de facilité la lésion de l'une se fait sentir à l'autre, aux parties voisines, à toute la tête et à un grand nombre des parties du corps.

Tumeurs des Gencives.

La cause la plus ordinaire de ces tumeurs aux gencives, c'est le sang et les humeurs qui s'en séparent; mais comme ces humeurs sont de différentes natures, les tumeurs qu'elles forment sont de différentes espèces et sujettes à différentes altérations. Les unes se font par congestion, les autres par fluxion; c'est-à-dire que les unes se forment insensiblement et les autres subitement.

La cause prochaine est un amas de sang qui gonfle ces parties, en dilatant outre mesure le diamètre de leurs vaisseaux. Mais ce sang peut y être arrêté, ou parce qu'il n'est pas repris par les veines en même quantité qu'il vient dans les artères; ou parce que quelques corps étrangers, pressant les vaisseaux, interceptent le cours des humeurs; ou parce que les liqueurs échappées remplissent les interstices des fibres, bouchent le passage au sang, et interrompent son mouvement.

Outre les coups et les chutes, l'air extérieur, les eaux croupies y ont aussi beaucoup de part; aussi les fluxions et le gonflement des gencives sont-elles plus communes sur les ports de mer et dans les pays froids et aquatiques. Il est aisé de connaître la tumeur des gencives à la vue et au toucher; la rougeur, la chaleur, la douleur, la tension en sont inséparables.

Selon la cause qui les produit, les tumeurs sont plus ou moins considérables, et leurs suites plus ou moins fâcheuses.

Lorsqu'il n'y a point de sang extravasé et que la tumeur est superficielle, elle se termine ordinairement par résolution ; au lieu qu'elle a coutume d'abcéder lorsqu'elle est fort élevée et d'un rouge vif, et que la grande chaleur est jointe à un épanchement de sang. Beaucoup de dureté et de résistance au toucher, peu d'ardeur et de rougeur, dénotent une tumeur qui dégénère en squirre.

Quand une tumeur aux gencives a été considérable, quoique la rougeur et la chaleur diminuent, la partie cesse d'être sensible et tombera bientôt en pourriture.

Les tumeurs qui se terminent par résolution, se dissipent plus tôt ou plus tard, selon les causes qui les produisent, ou le progrès où elles sont parvenues. Quand l'inflammation est considérable, elle se communique aux joues et aux autres parties voisines. Le rapport et la liaison qu'elles ont ensemble suffisent pour en convaincre. Le parulis ne peut parvenir à la résolution que par deux voies : par la transpiration et par le rétablissement du cours du sang dans les vaisseaux où il avait coutume de couler. Mais à force de tension, les vaisseaux pourraient éprouver une rupture.

Pour prévenir la rupture des vaisseaux, il faut les désemplir, en ayant recours à la saignée et à la diète. On doit régler la quantité de sang que l'on doit tirer sur la grandeur de l'inflammation. Si l'on est obligé de faire plusieurs saignées, on ne doit pas les éloigner les unes des autres. En vidant les vaisseaux, non-seulement on diminue la tumeur et la tension, mais on ralentit la douleur.

Afin de rendre le sang plus fluide, on fait boire beaucoup le malade. Sa tisane ordinaire peut être faite avec de la racine de guimauve.

On débarrasse les premières voies par des lavements de décoction d'herbes émollientes.

Le malade aura soin de tenir sur la tumeur une ou deux figues grasses cuites dans le lait, pour donner lieu à la transpiration et déboucher les pores des parties enflammées. Il faut se servir de lait tiède, dont on se gargarise la bouche. On n'oubliera pas l'application de cataplasmes de mie de pain et de lait sur la joue enflée. Si l'inflammation est causée par quelques dents cariées, et que les chairs gonflées permettent de prendre la dent, il faut l'extraire.

Abcès des Gencives.

Quand le sang qui forme la tumeur des gencives ou des autres parties de la bouche est sorti de ces vaisseaux, c'est en vain qu'on attend la résolution.

Les vaisseaux rompus n'ayant plus de point d'appui, ne sauraient chasser le sang, ni le transmettre aux autres parties. Au contraire, leurs fibres longitudinales et orbiculaires se retirent, contractent leurs orifices et bouchent le passage au sang.

Celui-ci s'arrête en partie, et le reste est forcé

d'entrer dans les vaisseaux entiers. Il les dilate irrégulièrement ; eux se contractent de même, dissipent les parties les plus subtiles du sang qui est hors de la circulation, séparent et brisent les vaisseaux déjà déchirés, qui ne peuvent plus agir sur les liqueurs ; agitent, atténuent et désunissent les parties globuleuses du sang arrêté ; enfin produisent cette liqueur blanchâtre qu'on appelle pus.

Ainsi, on ne doit attribuer la matière du qu'aux parties fibreuses et globuleuses du sang, et aux débris des vaisseaux brisés par les oscillations des autres.

La présence du pus se reconnaît à la vue et au toucher. La tumeur est ordinairement en pointe et on sent la fluctuation.

Mais quand le pus n'est point encore formé, il y a tous les symptômes de l'inflammation ; car le sang arrêté dans les vaisseaux rompus s'accumule et les distend de plus en plus ; de là naissent les douleurs, la tension, la rougeur et la chaleur. Le sang qui était auparavant reporté par plusieurs vaisseaux, ne pouvant plus être transmis si facilement par un plus petit nombre, dilatera encore les vaisseaux de la partie malade ; mais comme ceux-ci ne sauraient être dans un pareil état de violence sans que ceux-là ne soient secoués, aussi bien que les parties avec lesquelles ils communiquent, il surviendra une chaleur par tout le corps, des douleurs, des frissons et la fièvre. On doit prendre garde de ne point trop tarder à ouvrir l'abcès, car il y aurait à craindre qu'il ne devînt fistuleux.

Les abcès des gencives de la mâchoire supérieure sont moins à appréhender que ceux de la mâchoire inférieure, à cause de la pente naturelle qu'a la matière.

Quand la tumeur se dispose à la suppuration, il faut que l'art aide à la nature. Dans cette vue, on met sur les gencives une figue grasse rôtie sur les charbons, et on applique sur les joues un cataplasme de pulpes d'herbes émollientes.

Il faut être attentif à la fluctuation; car pour peu qu'elle se fasse sentir, on doit donner issue à la matière, pour ne pas lui laisser le temps de pénétrer jusqu'à l'os, ou de s'étendre jusqu'aux parties externes du visage.

On doit faire l'ouverture dans l'endroit le plus mol et qui cède à la pression du doigt, vers la partie où la matière peut avoir le plus de pente. Il faut que cette ouverture soit proportionnée à la grandeur de l'abcès, et qu'on l'entretienne ouverte quelque temps pour en modifier le fonds, afin de procurer ainsi promptement la cicatrice, et d'empêcher qu'il ne devienne fistuleux.

Aussitôt après l'opération, on presse la tumeur pour faire sortir la matière ; ensuite on lave la bouche avec du vin tiède, qu'on continue pendant deux ou trois jours.

HYGIÈNE DE LA BOUCHE.

Les maladies terribles des dents et des gencives dont je viens de parler, n'étant que les effets de la négligence à nettoyer sa bouche et à la conserver saine; on conçoit combien l'hygiène de la bouche est une question intéressante.

Une vérité qui, malheureusement, n'est pas assez appréciée, et qu'on ne saurait trop répéter à toutes les classes de la société, c'est qu'une des causes les plus grandes et les plus répandues des maladies de la bouche, une des causes de la perte prématurée des dents, provient de l'insouciance d'un grand nombre de personnes pour les soins journaliers que réclame cette partie si importante de notre organisme. Comment ne pas comprendre que le seul moyen de conserver aux dents leur aspect agréable et à la bouche sa fraîcheur, c'est de leur accorder une attention égale à celle dont nous ne dédaignons pas de rendre l'objet d'autres organes moins intéressants à tous les titres?

Combattre une incurie aussi funeste, c'est un devoir impérieux. Pour y mettre un terme, il faut avant tout que les parents et les chefs d'institution soient parfaitement convaincus de l'importance de ces considérations. Cette conviction leur étant acquise, ils parviendront aisément à faire contracter aux enfans l'habitude salutaire de la propreté de la bouche, et la pratique de toutes les parties de l'hygiène dentaire.

Ces soins journaliers deviendront en peu de temps, par suite de leurs heureux effets, aussi indispensables au bien-être individuel que ceux de la propreté du visage ou de toute autre région du corps.

Les dentifrices astringents, dans la composition desquels dominent le quinquina, le tanin, le sang de dragon et autres substances analogues, ont joui à diverses époques d'une grande réputation. Les avantages attribués à ces substances sont d'augmenter la solidité des gencives, de les tonifier, de rendre leur coloration plus vive. Mais il est évident que ces indications de leur emploi ne peuvent être qu'exceptionnelles et qu'ils occasionnent souvent un état morbide des tissus. Lorsque les conditions normales existent, il n'y a pas à les améliorer ; et toute tentative de ce genre a le danger de produire l'effet contraire. Lorsque les gencives sont molles, saignantes, disposées à l'état fongueux, les poudres astringentes peuvent avoir une application utile. Employées habituellement, elles ont l'inconvénient, comme je l'ai très-souvent constaté, de durcir trop les gencives, de les raccornir en quelque sorte, et de favoriser ou de déterminer leur retrait. La conséquence immédiate de cet état est le déchaussement des dents, qui paraissent plus longues par suite du dépouillement de leur collet, et de la mise à nu de la partie attenante de leurs racines. Comme effets consécutifs plus ou moins rapprochés, se montrent l'atrophie des rebords alvéolaires, l'ébranlement des dents, et enfin leur chute, déterminée par la destruction de leurs moyens d'adhérence.

C'est d'aprés ces principes, que j'ai composé depuis quelque temps une poudre dentifrice légèrement alcalinée et un élixir Balsamique, dont l'emploi simultané remplit toutes les conditions déduites de l'étude de la physiologie et de la pathologie du système dentaire.

Un mot sur le procédé à suivre. Les brosses dont il convient de se servir doivent être très-molles et très-souples. Eviter de se servir d'un linge comme le font la plupart des personnes; la raison en est facile à comprendre. Le linge n'essuie que la surface de la dent et remplit l'intervalle des dents du limon qui se dépose sur sa surface; au lieu que la brosse étant promenée verticalement le long des tables dentaires parallèlement à leur axe, s'insinue dans l'intervalle des dents et y exerce son action. Celle-ci ayant été continuée pendant un temps suffisant, la brosse sera portée dans le sens transversal en avant et en arrière de chaque rangée, ce qui permet d'exercer une action plus directe sur la portion saillante de la dent.

Vouloir obtenir davantage par l'emploi de moyens plus actifs, par des insistances plus prolongées qu'il ne convient, par des répétitions trop multipliées des mêmes opérations, ce serait s'exposer à transformer des habitudes salutaires en pratiques pernicieuses.

Nota. — On trouve chez moi des dentifrices bien supérieurs à tous ceux qui sont vendus dans le commerce.

Nancy, imprimerie de veuve Raybois.